Le Bienvenu.

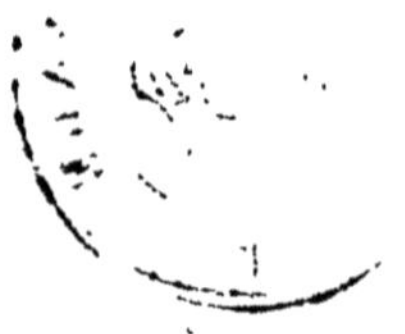

IMPRIMRIE ET FOND. DE F. LOCQUIN ET COMP., 16, RUE N.-D. DES VICTOIRES.

ESSAI

SUR

L'HÉMICRANIE

VULGAIREMENT MIGRAINE,

ET SUR LES MOYENS A LUI OPPOSER;

PRÉCÉDÉ DE QUELQUES CONSIDÉRATIONS GÉNÉRALES
SUR LES MALADIES DITES NERVEUSES,

PAR E. X. LE BIENVENU,

DOCTEUR EN MÉDECINE.

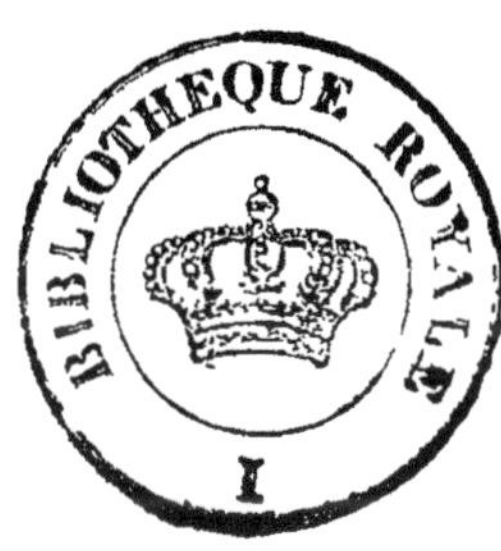

Quonimus nota, eò magis exploranda sunt.
FERNEL.

PARIS

L'AUTEUR, 61, RUE DE PROVENCE (CITÉ D'ANTIN),

ET CHEZ BOHAIRE, LIBRAIRE,

10, boulevart des Italiens.

1839.

A M. Bérard,

PROFESSEUR DE PHYSIOLOGIE A LA FACULTÉ DE MÉDECINE
DE PARIS, CHIRURGIEN DE L'HOPITAL ST-ANTOINE,
MEMBRE DE LA LÉGION-D'HONNEUR, ETC., ETC.

Permettez-moi, mon cher maître, de vous offrir ce faible travail, en reconnaissance de vos conseils, et de votre bienveillante amitié.

E. LE BIENVENU.

CONSIDÉRATIONS GÉNÉRALES.

Les nosologistes ont consacré les noms de névroses, de maladies nerveuses, à une classe de maladies signalées par un trouble des fonctions, sans lésion sensible dans la structure des parties, et sans agent matériel qui les produise; et qu'on est conduit par le raisonnement à rapporter à quelque dérangement du système nerveux ou d'une partie de ce système.

Ces affections ont pour caractères propres d'être de longue durée, apyrétiques, intermittentes, périodiques, et difficilement curables.

Il n'existe pas de maladies sur lesquelles les auteurs aient été en aussi grande divergence d'opinions, et cela se conçoit facilement : dans tous les organes, après la mort, nous trouvons généralement des désordres matériels auxquels nous nous en prenons pour expliquer les symptômes morbides observés pendant la vie : pour le système nerveux, rien de semblable, et c'est par force que nous nous taisons sur la part qu'il a pu prendre à la production des symptômes et même à la production des dérangements matériels, puisque nous le voyons presque toujours le même dans ses apparences (1).

(1) Ce que nous venons de dire ne peut s'appliquer qu'aux

Par l'application des sens à l'étude des symptômes des maladies de la poitrine, par exemple, on arrive à un haut degré de précision dans le diagnostic : pour les maladies nerveuses, au contraire, nos moyens d'investigation sont insuffisants et bornés, et c'est nécessairement à la physiologie pathologique qu'il faut avoir recours pour expliquer tel ou tel phénomène.

Nous venons de voir que l'anatomie pathologique reste muette, que nos moyens d'invèstigation sont insuffisants; eh bien, cela n'est pas tout, de nouvelles difficultés surgissent encore.

Comment prévoir cette disposition particulière à chaque individu, disposition qu'on nomme idiosyncrâsie, qui joue un rôle si im-

maladies dites purement nerveuses, car dans une foule de maladies qui ont leur siége dans l'appareil nerveux, on trouve après la mort des désordres appréciables sous le scalpel : mais alors ces maladies ne font plus partie de la classe de celles dont nous parlons.

portant, et en vertu de laquelle une même action produit chez deux individus des phénomènes si différents?

Comment s'éclairer sur le siége et la nature d'une maladie, quand les sympathies qui existent entre nos divers organes deviennent telles, qu'on ne sait souvent si les symptômes qu'on observe prennent leur point de départ dans le système nerveux ou dans un autre organe?

En voilà assez pour donner une idée des difficultés sans nombre que présentent les maladies nerveuses, difficultés qui ne peuvent être vaincues que par un tact parfait, ce génie observateur, comme l'appelle Zimmermann, et une étude toute spéciale de la part du médecin.

Au milieu de tous ces écueils, nous allons essayer de jeter quelque jour sur une maladie qui tourmente horriblement les sujets qui en sont atteints : cette maladie, quoique peu grave en apparence et généralement négligée, est d'autant plus difficile à combattre avec succès qu'elle reconnaît, selon nous, pour points de départ plusieurs états morbides de notre économie, bien différents l'un de l'autre, et qu'il est si utile d'approfondir, sous peine de commettre des erreurs graves dans le traitement : nous voulons parler de l'hémicrânie, vulgairement migraine.

ESSAI

SUR

L'HÉMICRANIE

VULGAIREMENT MIGRAINE.

CHAPITRE PREMIER.

La migraine doit être définie, une douleur plus ou moins violente, occupant la moitié de la tête(1), principalement le front et le sourcil, vers l'angle externe de l'œil correspondant.

Le caractère de cette douleur varie selon les individus : il semble à quelques uns que leur tête va se fendre, ou qu'on la frappe à coups

(1) De là le nom de hémicrânie qui lui a été donné de ημισυς, moitié, et κράνιον, crâne.

de marteau; chez d'autres, c'est un sentiment d'engourdissement, de constriction; chez d'autres encore, ce sont des élancements, des déchirements tels qu'ils donnent lieu à un affaissement et à un anéantissement moral et intellectuel, qui met les malades dans l'impossibilité de se livrer à leurs occupations habituelles.

Assez souvent le début de la migraine est brusque, mais quelquefois aussi les accès s'annoncent par des phénomènes précurseurs; c'est ainsi qu'on voit des individus être sujets à des idées tristes; d'autres éprouver des frissons, des horripilations; chez d'autres encore, il y a des éblouissements, des tintements d'oreilles. Tissot a cité le cas d'un individu qui devenait sourd vingt-quatre heures avant l'accès.

Etudiée sous le rapport de son intensité, la douleur offre encore des différences : ainsi lorsqu'elle débute brusquement, elle atteint rapidement son plus haut degré d'intensité; si au contraire elle s'annonce par des phénomènes précurseurs, elle n'y arrive ordinairement que graduellement. Les nausées et les vomissements font tantôt partie du cortége des phénomènes précurseurs, tantôt ils ont lieu au milieu de l'accès : ce cas est le plus fâcheux ; car les efforts que font les malades pour vomir viennent encore ajouter à leurs tourments; tantôt enfin, les vomissements constituent la fin de l'accès et amènent un soulagement immédiat.

Quoiqu'il en soit, pendant l'accès, les malades ont besoin du plus grand repos, ils cherchent la solitude, et n'éprouvent un peu de soulagement que dans l'obscurité et le silence.

Ce qui distingue la migraine des autres céphalalgies, c'est qu'elle se dissipe et revient d'une manière périodique avec les mêmes symptômes.

Les accès n'ont rien de fixe quant à la durée; on en a vu durer deux heures, d'autres se prolonger pendant vingt-quatre, trente, trente-six heures et plus. Il en est de même pour leur fréquence : ainsi, Marmontel en a souffert sept années de suite pendant quinze jours chaque année, et quatre heures par jour. Junker dit qu'une femme, après son accouchement, eut pendant cinq ans toutes les heures un accès de migraine pendant un quart d'heure.

Schenk a rapporté l'observation d'un individu qui pendant trois ans sept mois eut un accès tous les huit jours. On a cité aussi le cas d'un individu qui, en neuf ans, avait eu seulement deux accès.

C'est le plus ordinairement du même côté, que la douleur a son siége : on cite cependant le cas d'une femme chez laquelle un accès avait lieu d'un côté, et le second accès de l'autre côté : quelquefois on a vu la douleur s'étendre aux deux côtés, mais il faut reconnaître que ce sont là de rares exceptions.

La douleur qui, chez certains malades, paraît se calmer par la pression, chez d'autres, au contraire, augmente par le plus simple attouchement du front ou des cheveux, qui, après un nombre plus ou moins élevé d'accès souvent répétés, blanchissent quelquefois notablement à l'endroit de la douleur.

Il existe encore une foule d'autres symptômes portants sur nos différents appareils d'organes, mais il serait trop long de les énumérer tous ici.

De pareils faits ne démontrent-ils pas, jusqu'à l'évidence, l'existence de cette disposition inconnue, qu'on nomme idiosyncrasie, dont nous avons déjà parlé et qu'il faut nécessairement admettre.

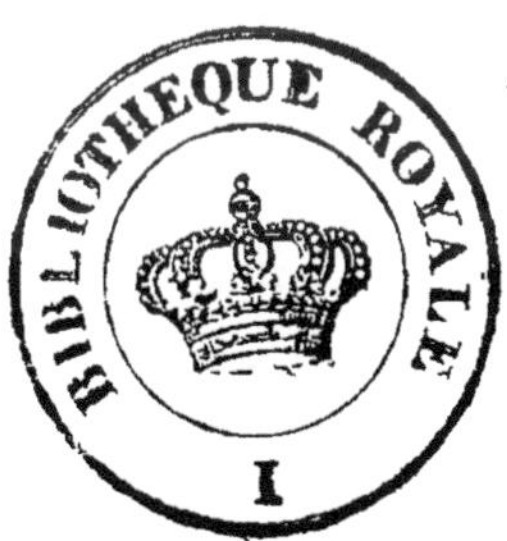

CHAPITRE II.

Des Causes.

Les Anciens, qui souvent se sont montrés si bons observateurs, ne nous paraissent pas avoir recherché les causes de cette affection, qu'ils ont dit être presque toujours rebelle à toutes les méthodes de traitement : Buchan est non seulement le premier, mais encore le seul, que nous sachions au moins, qui ait dit : « que ce » n'était qu'après s'être bien assuré de la cause, » qu'on pouvait combattre le mal avec avan- » tage. »

Les causes sous l'influence desquelles se développe cette maladie, sont le point le plus important à éclaircir pour ce qui regarde le traitement. Dans un grand nombre de cas, il a suffi de les connaître pour apporter immédiatement au mal le remède nécessaire; le médecin doit donc mettre à leur recherche une minutieuse attention.

La migraine a été observée à tous les âges : on l'a rencontrée chez des enfants de sept à à huit ans, et chez des vieillards de cinquante à soixante, mais assez ordinairement à cette époque de la vie, les accès s'affaiblissent sensiblement, quelquefois même ils disparaissent tout à coup pour ne plus revenir; il n'en est cependant pas toujours ainsi.

C'est de vingt à quarante ans qu'elle se montre le plus communément, et quand, à vingt-cinq ans, on n'en a point été encore atteint, on a des chances de ne l'être jamais.

On a dit que les sexes étaient d'une grande influence, et que les femmes y étaient beaucoup plus sujettes que les hommes ; la différence des unes aux autres serait dans le rapport de neuf à un. Nous ne regardons pas ce calcul comme exact, bien que nous partagions l'idée première.

Les saisons, les conditions atmosphériques, ont été aussi interrogées, mais on ne possède sur ces points que des résultats négatifs ou fort peu satisfaisants.

C'est avec raison qu'on a mis au nombre des causes, la suppression de la transpiration, du flux menstruel, des hémorrhoïdes, de l'écoulement d'un exutoire, d'une plaie, mais ces causes contribuent à la production d'un trop grand nombre d'autres maladies pour qu'on puisse les assigner exclusivement à la migraine. On a aussi fait jouer un très grand rôle aux affections morales pénibles et sans cesse agissantes, aux travaux intellectuels trop assidus, aux excès vénériens, aux écarts dans le régime, à l'ennui, au passage subit d'une vie active à une vie sédentaire, d'un régime doux et frugal à une nourriture succulente, etc., etc.

Ces différents états sont, sans aucun doute, la source de modifications puissantes pour notre économie, mais on ne doit les considérer que comme des causes occasionnelles, dont l'action ne fait que provoquer le développement de cette affection, qui à nos yeux est essentiellement symptomatique.

Nous la rattachons d'une manière exclusive à l'existence des trois conditions morbides suivantes, savoir :

1° Un état pléthorique ;

2° Une surexcitation nerveuse ;

3° Un mauvais état des organes digestifs, qu'on nomme en médecine embarras gastrique.

Nous terminerons ce chapitre en disant que la migraine est une des maladies qui se transmettent souvent par voie d'hérédité.

CHAPITRE III.

Les opinions que nous venons d'émettre, font déjà pressentir que le traitement devra être entièrement opposé, suivant que la maladie sera reconnue avoir pris naissance sous une des trois conditions morbides que nous venons de citer : mais avant de nous en occuper, nous allons passer en revue les moyens curatifs employés de tous temps contre cette maladie : ils se divisent en moyens extérieurs et en moyens intérieurs. Les premiers étaient surtout employés par les anciens.

On trouve dans le *Journal général de Médecine* des observations tirées des recueils de Schenckius, qui rapporte qu'Antonio Mariébatus, célèbre médecin de Bologne, pratiquait souvent, au moyen d'un fer rouge, l'ouverture de l'artère temporale.

Galien, Prosper Alpin, Ambroise Paré ont aussi préconisé le même moyen. Graam conseille d'ouvrir un cautère sur le crâne, mais alors il prescrit de pénétrer jusqu'à l'os, et de le dépouiller même de son périoste.

Muys avait souvent recours aux vésicatoires et aux sétons. Albucasis, Fabrice de Hilden, Rosen, ont employé la brûlure et la cautérisation : Tissot, qui employait le trèfle d'eau et la magnésie, a été jusqu'à proposer la section du nerf sus-orbitaire.

Avon, Rivière, Pezold, Richa, se servaient de la saignée, et Portal dit qu'on prescrivait autrefois d'ouvrir les veines temporales et frontales.

Galien conseillait encore le suc de lierre mêlé avec l'huile et le vinaigre dont il faisait enduire les narines : Alexandre de Tralles employait l'ail. Avicenne faisait appliquer sur le siége du mal un topique composé d'opium, d'absinthe, de concombres sauvages et d'huile.

Un très grand nombre de praticiens ont employé les purgatifs; d'autres, parmi lesquels se trouvaient Cælius Aurélius, Bianchi, Van-Swiéten ont donné la préférence aux vomitifs.

Balme, Mayer, Ranoë ont vanté le quinquina : Krugelstein prescrivait la cascarille; Authenrieth l'écorce de citron; Lange le poivre.

On sait avec quel empressement beaucoup de personnes ont recours au tabac à priser et au café à l'eau. Les unes ont cru en éprouver quelque soulagement; les autres s'en sont trouvées plus mal.

On s'est servi aussi de l'électricité et du galvanisme.

Nous pourrions citer encore beaucoup d'autres exemples, mais ce simple examen suffira pour démontrer, que depuis les substances les plus insignifiantes, jusqu'aux médicaments les plus actifs; depuis les topiques les plus doux, jusqu'aux applications les plus douloureuses, tout a été employé.

Doit-on s'étonner du peu de succès qu'obtenaient de pareils moyens thérapeutiques; quand on réfléchit qu'une migraine de cause purement nerveuse, pouvait être traitée par la cautérisation au moyen d'un fer rouge, ou par l'établissement d'un cautère sur le crâne.

Nous allons maintenant décrire succinctement les symptômes de chacune des variétés que nous avons établies, et indiquer le traitement qu'il convient de lui opposer.

C'est avec une conviction profonde et établie sur des faits, que nous assurons le succès aux personnes qui voudront s'y soumettre avec une scrupuleuse exactitude.

CHAPIRE IV.

De la migraine par pléthore et de son traitement.

Le symptôme le plus caractéristique de cette variété, consiste dans un sentiment de plénitude, de pesanteur dans la tête, et dans le développement d'une douleur, que les malades comparent à des coups de marteau.

Des étincelles, des éblouissements, des tintements d'oreille se manifestent, le visage est rouge et gonflé, les yeux sont injectés, le pouls est large, plein développé, le sommeil est lourd et profond, et le malade voudrait sans cesse y satisfaire : à tout cela vient se joindre un sentiment de battement fort incommode, dans la région des tempes.

Ici, l'emploi des émissions sanguines est parfaitement indiqué : il faut d'abord tirer du sang le plus vite possible au moyen de la lancette, soit au bras, soit au pied, soit à la jugulaire, et seconder l'effet de la saignée par des pédiluves synapisés, des applications sur le front de compresses trempées dans de l'eau bien froide, et par la diète.

Si, malgré l'emploi de ces moyens, les accidents persistaient encore, il faudrait alors faire une application de sangsues à l'anus.

Ces moyens amènent ordinairement une prompte guérison, mais cependant si après s'y être soumis avec exactitude, il arrivait, comme nous l'avons vu quelquefois, que les symptômes persistassent toujours, il ne faudrait pas hésiter à faire sur le siége de la douleur une large application de sangsues : jamais nous n'avons vu la maladie résister à ce dernier moyen ; mais on n'obtiendrait qu'un soulagement momentané, si on n'avait pas le soin de se soumettre à un régime convenable.

Ainsi, les malades se tiendront à une diète modérée, et feront usage de légumes de préférence à la viande, ils prendront en outre des boissons rafraîchissantes, telles que la limonade, l'eau de groseilles, le petit lait, etc., etc., et auront soin de se tenir le corps libre au moyen de lavements d'eau de son ou de graines de lin.

Il nous semble inutile de dire que les saignées devront toujours être proportionnées à la force des sujets.

CHAPITRE V.

De la migraine nerveuse et de son traitement.

Cette variété est surtout fréquente chez les femmes, et chez les sujets d'une constitution délicate, et qui présentent une grande susceptibilité nerveuse.

La douleur, qui est tantôt déchirante, tantôt brûlante, est caractérisée par une sorte de constriction fort pénible, qui fait dire aux malades que leur tête est comme serrée dans un étau.

La susceptibilité nerveuse est portée à l'extrême : le plus petit bruit, un rayon de lumière un peu vive, le chuchotement de plusieurs personnes réunies dans la même pièce, etc., etc., tout cela ne peut être supporté, et augmente l'anxiété des malades, qui recherchent l'obscurité et le silence.

Cette variété, qui offre au plus haut degré le type intermittent, est la plus douloureuse et la plus rebelle, aussi a-t-on proposé contre elle une foule d'agents thérapeutiques, qu'il nous serait impossible d'énumérer ici.

Nous nous contenterons de faire connaître les plus généralement employés, et ceux dont l'efficacité incontestable nous a été démontrée par l'expérience.

Quoi qu'il en soit, tous ces moyens devront être essayés successivement, car combien de fois n'avons nous pas vu échouer, chez certains malades, les mêmes moyens qui réussissaient parfaitement chez d'autres.

La première chose à faire, et nous ne saurions trop la recommander, c'est d'isoler le malade le plus possible; ensuite, on commencera par lui faire des frictions légères, et souvent répétées, sur tout le front et particulièrement à l'endroit de la douleur, avec de l'éther acétique.

Cela fait, on se servira de la pommade dont la formule suit :

℞ Extrait de belladone, ʒ j.

Dissolvez dans la moindre quantité possible d'eau, et incorporez dans

Axonge récente, ℥ j.

On étendra plusieurs fois par jour, sur toute la région temporale, gros comme une noisette de cette préparation.

On emploie aussi avec avantage des topiques calmants : tels sont ceux faits avec les feuilles de jusquiame, la pulpe de belladone.

Dans les cas où la douleur est d'une acuité extrême, l'hydrochlorate de morphine, employé par la méthode endermique, est souvent d'un merveilleux effet.

On a administré aussi avec succès les narcotiques par le rectum : enfin tous les médicaments dits antispasmodiques, peuvent être employés pour calmer l'irritation générale; mais le remède par excellence, le remède presque infaillible, c'est le quinquina ou son alcaloïde, uni à l'opium, et donné dans l'intervalle des accès, sous telle ou telle forme que le médecin jugera convenable, suivant l'âge, le sexe et le tempérament du malade.

On a des exemples d'hémicrânies qui, après avoir résisté pendant plusieurs années à tous les remèdes dirigés contre elles, ont cédé sans retour à l'emploi de ce moyen.

Il n'est même pas nécessaire que l'intermittence ait une périodicité régulière pour qu'on puisse en espérer un succès complet.

En outre, les malades feront un usage fréquent de bains tièdes et de lavements émollients: ils éviteront avec le plus grand soin, toutes les choses qui peuvent impressionner vivement.

Les promenades à cheval, les voyages, les

conversations gaies, seront aussi d'un grand secours.

Quant au régime alimentaire, il sera doux, et la plus grande sobriété devra toujours être rigoureusement observée.

CHAPITRE VI.

De la migraine due à un embarras gastrique et de son traitement.

Chez les personnes sujettes à cette espèce de migraine, et le nombre en est fort considérable, il y a du dégoût, la langue est blanchâtre, la bouche amère surtout le matin, les digestions se font avec peine.

Souvent aussi il existe une constipation opiniâtre.

La douleur est sourde et accompagnée, tantôt de l'engourdissement de tout le côté correspondant de la tête, tantôt d'un fourmillement fort incommode dans toute la région temporale.

Les accès, dans ce cas, sont ordinairement longs, et provoqués par la moindre chose :

c'est ainsi qu'on les voit souvent se déclarer sous l'influence d'une faim même très légère, occasionnée par un peu de retard dans l'heure habituelle du repas.

Le traitement pendant l'accès ne peut être que palliatif, et sera le même que celui de la migraine nerveuse : mais pour obtenir une guérison durable, il faut nécessairement, après l'accès, et afin d'en prévenir le retour, agir directement sur l'appareil digestif.

Il sera bon d'abord de donner à l'estomac une légère secousse au moyen d'un vomitif avec le tartre stibié, ou l'ipécacuanha, ensuite on combattra la constipation, si elle existe, au moyen du bouillon de veau et d'un purgatif avec l'huile de ricin, et par l'usage journalier de lavements émollients.

Cela fait, on prescrira l'emploi des amers. La préparation suivante est celle que nous donnons de préférence :

℞ Aloès succotrin,		
Extrait de rhubarbe,		
Id. de quinquina,		ãã ʒ j.
Id. de gentiane,		

Faites selon l'art quarante-huit pilules.

On en prendra deux ou trois chaque matin à jeun, et par dessus on boira un plein verre à vin ordinaire, de vin d'absinthe.

Dans le courant du jour, les malades prendront deux ou trois tasses d'une infusion de petite centaurée.

Le régime alimentaire sera très léger, et choisi de préférence parmi les substances végétales; les liqueurs alcooliques, les mets de haut goût, les salaisons, le vin pur, etc., etc., devront être évités avec soin.

Les exercices modérés au grand air, tels que la chasse, la promenade à cheval, etc., seront d'un excellent effet.

On a dit que la migraine coïncidait quelquefois avec un état inflammatoire de l'estomac ou des intestins; nous n'avons jamais eu occasion de l'observer, et la douleur de tête qui existe ordinairement dans ce cas, ne nous a pas paru offrir le caractère de cette douleur qui constitue l'hémicrânie.

Quoi qu'il en soit, s'il existait des symptômes non équivoques d'inflammation, on combattrait cette inflammation par tous les moyens indiqués en pareil cas.

CHAPITRE VII.

Cas particuliers. — Observations.

Il y a maintenant quelques cas particuliers qui ne peuvent être rangés parmi ces classes.

Ainsi, nul doute que la migraine ne coïncide quelquefois avec la suppression des règles, des hémorrhoïdes, de la transpiration, etc., etc.; mais, comme nous l'avons déjà dit plus haut, ces causes concourent à la production d'un trop grand nombre de maladies pour en faire une classe à part.

Si donc on a tout lieu de rattacher l'existence de la migraine à la disparition subite d'une évacuation ordinaire, les premiers soins du médecin, on peut même dire les seuls, devront tendre à rétablir cette évacuation, par tous les moyens indiqués.

L'axiòme si connu : *Causâ ablatâ tollitur effectus*, trouve ici toute sa justesse, et constitue toute la thérapeutique de la maladie.

Nous touchons au but que nous nous étions proposés d'atteindre : en traitant le sujet d'une manière un peu générale, nous avons voulu éviter la description de certains symptômes propres à tel ou tel individu, et qui auraient pu être regardés par quelques personnes comme des erreurs grossières, ou comme des exagérations faites à plaisir, tant cette maladie peut se montrer sous des formes différentes.

On dit, et on croit assez généralement que la migraine ne laisse jamais de traces après elle, et que les malades ne gardent de leurs souffrances, que le souvenir. Nous ne partageons pas entièrement cette opinion : les douleurs qu'elle occasionne altèrent parfois très profondément le moral des personnes qui en sont atteintes.

Nous avons donné nos soins à des malades chez lesquels les accès étaient si rapprochés, et la douleur tellement horrible, que la vie leur était devenue à charge, et qu'ils nourrissaient des idées de suicide.

Mais hâtons-nous de le dire, ces cas sont fort heureusement assez rares.

Notre goût pour tout ce qui se rattache à l'étude des maladies nerveuses, nous a poussé à faire et à publier ce faible travail qui, faute d'autre mérite, a au moins celui d'être consciencieux : s'il peut rendre quelques services, nous nous trouverons amplement dédommagé de notre peine.

FIN

www.ingramcontent.com/pod-product-compliance
Ingram Content Group UK Ltd.
Pitfield, Milton Keynes, MK11 3LW, UK
UKHW020419220726
13923UKWH00005B/2044

9 782019 283650